Muhammad Hasan Hameed
Sheikh Bilal Badar
Robia Ghafoor

Espessura da dentina remanescente após a preparação do espaço posterior

Muhammad Hasan Hameed
Sheikh Bilal Badar
Robia Ghafoor

Espessura da dentina remanescente após a preparação do espaço posterior

Com base nos dados actuais

ScienciaScripts

Cover image: www.ingimage.com

This book is a translation from the original published under ISBN 978-620-2-31779-5.

Publisher:
Sciencia Scripts
is a trademark of
Dodo Books Indian Ocean Ltd. and OmniScriptum S.R.L publishing group

120 High Road, East Finchley, London, N2 9ED, United Kingdom
Str. Armeneasca 28/1, office 1, Chisinau MD-2012, Republic of Moldova, Europe
Printed at: see last page
ISBN: 978-620-8-02006-4

ÍNDICE DE CONTEÚDOS

Agradecimentos

Todos os louvores a Alá Todo-Poderoso. Foi apenas com a Sua vontade que pude empreender esta tarefa e concluí-la.

Estou grato à minha orientadora, a Dra. Robia Ghafoor, pela sua sincera orientação e assistência em todas as fases de compilação e finalização deste texto.

Este trabalho não teria sido possível sem o apoio constante, o amor e as orações dos meus pais Abdul Hameed e Shahana Hameed e da minha irmã Sundus.

De igual modo, estou grata à minha amiga Aiza pelo seu apoio e orações em cada passo do meu caminho.

Não seria justificado se não agradecesse a todos os meus colegas de pós-graduação, especialmente à Dra. Sana Ehsan Nagi, que me ajudaram de todas as formas possíveis a realizar o meu trabalho de investigação.

Por último, gostaria de agradecer ao pessoal dentário pela sua ajuda neste projeto de investigação.

Abreviaturas

RDT	Remaining dentine thickness
FRC	Fibre-reinforced composite
RCT	Root canal Treatment
Ni-Ti	Nickel Titanium
NaOCl	Sodium Hypochlorite
EDTA	Ethylene Diamine Tetra Acetic Acid
CBCT	Cone Beam Computed Tomography
SEM	Scanning Electron Microscopy

CAPÍTULO 1

Espessura de dentina remanescente dos canais radiculares após a preparação do espaço pós-operatório com os sistemas de perfuração Easy post e Rely-X fiber post

RESUMO:

Antecedentes:

O sucesso da restauração de um dente tratado endodonticamente está diretamente relacionado com a qualidade e o volume da estrutura dentária remanescente. Os pilares são frequentemente necessários para reforçar uma estrutura dentária coronal inadequada sobre a qual pode ser colocada uma coroa. Existem diferentes sistemas de pilares em compósito reforçado com fibra. O objetivo deste estudo foi comparar a espessura média da dentina remanescente (EDD) dos canais radiculares preparados com os sistemas de perfuração Easy Post e Rely-X fiber post em dentes humanos extraídos.

Materiais e métodos:

Os dentes extraídos que cumpriam os critérios de inclusão foram selecionados para o estudo pelo estagiário da FCPS. A preparação dos canais radiculares foi efectuada em cada grupo de intervenção e, em seguida, todos os canais foram divididos em dois grupos iguais (Grupo A e B) de acordo com o método de preparação do espaço pós-radicular

Grupo A: Os canais foram preparados com brocas fáceis

Grupo B: Os canais foram preparados com o sistema de perfuração Rely-x fiber post.

Foi tirada uma radiografia digital pré e pós-operatória para comparar os resultados pré e pós-operatórios. Estas foram guardadas no sistema de recuperação de imagens de raios X da clínica dentária. As medidas foram registadas em milímetros utilizando a ferramenta de medição do software. Cada instrumento foi utilizado para preparar seis canais, após o que foi descartado e substituído por novos instrumentos.

As alterações nas paredes internas e externas dos canais foram medidas mantendo a ferramenta de medição dimensionalmente perpendicular à superfície do canal em três pontos diferentes, ou seja, no terço coronal, médio e apical do canal radicular, a uma distância regular entre si, ou seja, a 5 mm, 8 mm e 11 mm do ápice.

Resultados:

Não houve diferença significativa no RDT antes da instrumentação, tanto no plano mesiodistal quanto no plano vestibulolingual, entre os dois grupos a 5 mm, 8 mm e 11 mm do ápice.

Após a instrumentação, verificou-se uma diferença significativa no RDT entre os dois sistemas de perfuração nas paredes interna e externa a 5 mm, 8 mm e 11 mm do ápice.

No que respeita à remoção total de dentina, o sistema Easy post drill removeu menos dentina do que o sistema Rely-x fiber post drill, o que se revelou estatisticamente significativo.

Conclusão:

Verificou-se uma diferença estatisticamente significativa na espessura de dentina remanescente em vários níveis a partir do ápice (5mm, 8mm e 11mm) em ambos os planos vestíbulo-lingual e mesio-distal entre os dois grupos, ou seja, o sistema easy post drill removeu menos dentina e foi mais conservador do que o sistema Rely-x fiber post drill, que removeu mais dentina e foi considerado mais agressivo.

Palavras-chave:

Tratamento endodôntico; espessura da dentina remanescente; preparação do espaço pós-operatório

CAPÍTULO 2

INTRODUÇÃO:

O principal objetivo do tratamento endodôntico é a desinfeção do canal juntamente com o alisamento das irregularidades do canal para permitir o preenchimento subsequente do espaço do canal com um material biocompatível adequado. [1-3] A preparação do canal radicular é considerada ideal quando o canal preparado tem a forma de um funil com o diâmetro mais pequeno no ápice e o diâmetro mais largo no orifício coronal. [4, 5] Após a conclusão da terapia endodôntica, o próximo passo é restaurar adequadamente o dente. No entanto, os dentes tratados endodonticamente estão estruturalmente comprometidos devido a cáries extensas, traumatismos e causas iatrogénicas.[6-8] Os dentes tratados endodonticamente são diferentes dos dentes vitais não tratados, pois apresentam caraterísticas físicas teciduais alteradas, perda de estrutura e possível descoloração.[9]

A utilização de um pilar para proporcionar a retenção do núcleo e da restauração final é um procedimento de restauração comum e económico para dentes obturados.[6,10,11] Foram propostas várias técnicas de pós-restauração, que requerem uma preparação adicional do espaço para a adaptação do pilar.[12,13] Este procedimento tem sido tradicionalmente efectuado com brocas Gates Glidden, alargadores Peeso, brocas fornecidas com vários kits de postiços ou brocas para postiços.[14] O problema clínico com as restaurações pós-retidas envolve o risco de enfraquecimento ou perfuração do dente durante a preparação do espaço pós.[6,8]

O sucesso da restauração de um dente tratado endodonticamente está diretamente relacionado com a qualidade e o volume da estrutura dentária remanescente.[1, 15]

Normalmente, o diâmetro do preparo não deve ser superior a um terço da largura do diâmetro da raiz observada na radiografia.[16] Para evitar o desbaste excessivo das paredes da raiz, recomenda-se deixar pelo menos 1 mm de dentina à volta do pilar.[17] Huysman *et al.* relataram que, a 5 mm de distância do ápice, houve uma diferença significativa na espessura da dentina basal e na espessura remanescente após o preparo com brocas para-post, que foi de 3,39±0,58 mm[13] , enquanto Pilo *et al.* relataram que, após o preparo com brocas Gates-Glidden, a espessura média da dentina remanescente foi de 2,87+0,32 mm. [14]Alomari et al. avaliaram o efeito da preparação do espaço posterior a 5 mm do comprimento de trabalho em incisivos centrais superiores e referiram que, após a preparação com brocas para-pós, a espessura média da dentina remanescente (RDT) mudou de 1,6±0,14 mm para 1,1±0,14 mm.[6] Pilo et al, num estudo, mediu a espessura da dentina residual dos primeiros pré-molares superiores bifurcados e, após a preparação do espaço pós-perfuração, verificou uma redução significativa da dentina na parede interna em comparação com a parede externa.[17]

CAPÍTULO 3

REVISÃO DA LITERATURA:

Posts:

A restauração de dentes tratados endodonticamente é um aspeto importante da prática dentária que envolve uma gama de opções de tratamento de complexidade variável.[18] O dente tratado endodonticamente deve ter um bom prognóstico em termos de função e estética. Deve poder servir satisfatoriamente como pilar para uma prótese parcial fixa ou uma prótese parcial removível.[19] No entanto, são necessárias diferentes técnicas para restaurar um dente deste tipo. Normalmente, uma quantidade substancial de estrutura dentária foi perdida devido a cáries, tratamento endodôntico, trauma e substituição de restaurações anteriores.[6, 8, 19] Esta perda irreversível de estrutura dentária leva a uma diminuição da retenção das restaurações subsequentes e aumenta a possibilidade de fratura durante a função, pelo que a preservação da estrutura dentária é crucial quando se restaura a porção coronal do dente.[19,20] A estrutura coronal do dente deve ser preservada para oferecer retenção e forma de resistência para a coroa.[21,22] A perda extensa de estrutura dentária representa um desafio na previsão do prognóstico e da longevidade do tratamento de restauração. O desafio pode ser complicado pela perda substancial da estrutura coronal do dente e pela capacidade de prever o sucesso da restauração.[21, 23]

Com as grandes melhorias na terapia endodôntica que se seguiram neste século, a dentisteria de restauração tornou-se cada vez mais popular e os dentes que eram rotineiramente extraídos sem hesitação foram eficazmente tratados com terapia endodôntica previsível seguida de restaurações de pinos e núcleos fundidos. Os pilares e núcleos fundidos tornaram-se os métodos populares para a restauração de dentes tratados endodonticamente.[24]

A indicação primária ou principal do pilar é reter o núcleo num dente não vital que é utilizado para suportar a restauração final.[19, 25] Um pilar ideal deve ter uma combinação óptima de resiliência, rigidez, flexibilidade e resistência. Um pilar ideal deve fornecer[26] :

- Retenção máxima do núcleo e da coroa

- Proteção contra a fratura da raiz

- Retenção máxima na raiz e possibilidade de recuperação
- Proteção do selamento da margem da coroa contra fugas coronais
- Estética agradável, quando indicado
- Alta visibilidade radiográfica
- Biocompatibilidade

No entanto, a colocação do pilar requer uma preparação do espaço do pilar que conduz a um certo grau de risco durante o procedimento de restauração.[18] Embora sejam raros, podem ocorrer acidentes durante a preparação do espaço para o pilar, o que pode aumentar a probabilidade de fratura da raiz e de insucesso do tratamento, especialmente se for preparado um canal para o pilar demasiado grande.[27] Por estas razões, os pilares só devem ser utilizados quando não estão disponíveis outras opções para reter um núcleo. A necessidade de um pilar varia muito entre os dentes anteriores e posteriores.

Dentes anteriores:

Os dentes anteriores devem ser capazes de resistir a tensões laterais ou de cisalhamento e a necessidade de pino depende dos requisitos funcionais do dente e da quantidade de estrutura dentária remanescente.[18] Num dente anterior estruturalmente sólido, o pilar proporciona pouco ou nenhum benefício e aumenta a probabilidade de uma fratura não restaurável.[27, 28] Quando há uma perda mínima de estrutura dentária, o dente pode ser restaurado de forma conservadora com uma restauração colada na abertura de acesso.[29] Se o dente estiver severamente comprometido e necessitar de uma coroa, então um pilar é frequentemente indicado.[18]

Dentes posteriores:

Os dentes molares tratados endodonticamente têm uma grande quantidade de estrutura dentária e câmaras pulpares grandes, pelo que normalmente não necessitam de um pilar e são tratados com métodos de retenção mais conservadores.[18, 30,31] O pilar só é necessário nos casos em que existe uma grande quantidade de perda de substância dentária. Para evitar o enfraquecimento da estrutura radicular e a perfuração da raiz em canais curvos, o pilar deve ser colocado no canal maior e mais reto. O canal palatino dos molares maxilares e o canal distal dos molares mandibulares são normalmente os canais preferidos para a colocação de pilares.[18, 30]

Os pré-molares, ao contrário dos molares, necessitam frequentemente de pós-tratamento endodôntico, porque têm menos estrutura dentária e câmaras pulpares mais pequenas para reter uma acumulação de núcleo.[18] Para além da curvatura e da conicidade da raiz, as suas raízes são finas mesiodistalmente, e algumas têm invaginações no aspeto proximal. Além disso, a parte coronária do primeiro pré-molar inferior é frequentemente inclinada lingualmente em relação à sua raiz. Estas caraterísticas anatómicas devem ser tidas em conta durante a preparação do espaço do pilar para evitar a perfuração da raiz. [18, 19]

Classificação dos lugares:

Os postos de trabalho podem ser classificados com base em

- Envolvimento com a dentina radicular (ativo ou passivo)
- Processo de fabrico (pré-fabricado versus moldado à medida)

Envolvimento com a dentina radicular (ativo versus passivo):

A maioria dos pilares activos têm fios incorporados e destinam-se a envolver as paredes da dentina, enquanto os pilares passivos apenas necessitam de agente de cimentação para reter estritamente no canal.[31,32] Os pilares activos diferem dos pilares passivos em termos de maior retenção, mas geram mais tensão na dentina radicular do que os pilares passivos. A utilização de pilares activos deve ser limitada a dentes com um comprimento de raiz curto, onde é necessária uma retenção máxima.[18, 32]

Processo de fabrico (pré-fabricado versus moldado à medida):

Com base no processo de fabrico, os pilares podem ser classificados em pilares moldados à medida e pilares pré-fabricados. As restaurações de pilares e núcleos fundidos têm uma longa história de utilização bem sucedida em medicina dentária, especialmente se a estrutura da virola coronal estiver presente.[33] Em geral, são indicadas em dentes com canais excessivamente alargados ou elípticos. Também é indicado para corrigir a angulação de coroas cujo alinhamento difere significativamente da inclinação do canal, o que geralmente ocorre em casos de dentes anteriores.[34] Também é indicado em dentes bicúspides onde não há espaço suficiente para o material de construção do núcleo para fornecer uma unidade sólida. Por conseguinte, o design de núcleo e pilar fundido é considerado o pilar de eleição para a maioria dos dentes anteriores e bicúspides.[33, 34] As suas vantagens incluem rigidez, melhor ajuste e espessura mais uniforme do cimento. A principal desvantagem do procedimento de colocação de pino e núcleo fundido é o facto de exigir duas visitas e fabrico em laboratório. Além disso, requer uma liga de ouro tipo III ou IV de alta resistência ou uma liga não preciosa semelhante de alta resistência para o seu fabrico.[35]

Nos últimos anos, tem-se registado um aumento considerável no número de sistemas de pilares disponíveis. Os pilares pré-fabricados são uma alternativa aos pilares moldados personalizados que são mais conservadores da substância dentária, especialmente nos dentes posteriores. São fáceis de fabricar, menos dispendiosos e podem ser ajustados e colocados numa única consulta.[18, 35]

Os postes pré-fabricados podem ainda ser classificados com base em

- Forma (lados paralelos versus cónicos)
- Caraterísticas de conceção ou de superfície (lisa versus macro-retentiva)
- Material (metálico versus cerâmico versus FRC).

Forma (lados paralelos versus cónicos):

Os pilares metálicos paralelos são melhores em termos de retenção, mas requerem mais remoção de dentina do que os pilares cónicos.[36, 37] Devido ao menor efeito de cunha, induzem menos tensão na raiz e têm menor probabilidade de causar fracturas radiculares do que os pilares cónicos.[38] A forma do pilar cónico requer uma remoção mínima de dentina e é mais consistente com a anatomia da raiz, sendo principalmente indicado em dentes com raízes finas e morfologia delicada.[18, 38]

Material (metálico ou não metálico):

I. Postes metálicos:

Os postes pré-fabricados de vários modelos são normalmente feitos de aço inoxidável, liga de níquel-crómio ou liga de titânio.[35] Não existe consenso sobre a superioridade de um sobre o outro. Os pilares de aço inoxidável são utilizados há muito tempo, mas existem preocupações quanto à sensibilidade ao níquel e à corrosão.[35] Os pilares de titânio foram então introduzidos devido a preocupações com a corrosão. Têm propriedades físicas ligeiramente inferiores, como a resistência à compressão e à flexão, às das ligas, mas é o material menos corrosivo e mais biocompatível.[35, 39] No entanto, os pilares de titânio têm uma menor resistência à fratura e são propensos a fraturar facilmente, especialmente durante a remoção do pilar em casos de retratamento.[35] Além disso, têm uma densidade semelhante à da guta-percha, pelo que são difíceis de detetar nas radiografias.[35] A remoção de pilares de titânio requer a utilização prolongada de energia ultra-sónica, que pode ser prejudicial para o dente ou para os tecidos circundantes. Por estas razões, estes pinos devem ser evitados, porque não oferecem nenhum benefício real sobre os pinos metálicos mais fortes.[35, 39]

II. Postes não metálicos:

A adição de polímeros não metálicos ou reforçados com fibras introduziu uma variabilidade considerável no tema das restaurações pós-core. Estes podem ser postes de fibra de carbono ou postes da cor do dente. O pilar pré-fabricado de fibra de carbono foi introduzido no início da década de 1990 e é composto por fibras de carbono alinhadas longitudinalmente e embebidas numa matriz de resina epóxida (aproximadamente 36%).[40] As principais desvantagens deste pilar são o facto de ser radiopaco, esteticamente desagradável devido à cor preta e à fraca retenção do núcleo de compósito com o pilar, levando a falhas de retenção na interface pós-cimento.[35, 40, 41]

Com o aumento da procura de restaurações estéticas, foram desenvolvidos muitos pilares pré-fabricados estéticos brancos ou translúcidos diferentes.[42] Estes incluem pinos de compósito e zircónia reforçados com fibra, fibra de carbono revestida com zircónio, pinos de cerâmica e pinos de epóxi reforçados com fibra de vidro. Estudos in vitro revelaram que estes pilares têm menos resistência do que os pilares convencionais[43] e os fabricantes afirmam que a sua utilização deve ser limitada quando a estrutura dentária supra-gengival é inferior a 2-3 mm ou quando estão presentes forças oclusais elevadas, parafunção ou mordida profunda.[44, 45] Estes pilares não contêm metal, pelo que são esteticamente bons e não causam alergias ou corrosão. Podem ser removidos facilmente, especialmente em casos de re-tratamento.[43] Tal como os pilares de cerâmica, os pilares reforçados com fibra são relativamente recentes e ainda não existem dados disponíveis sobre o seu desempenho clínico a longo prazo.[18, 43]

Factores a considerar na restauração de dentes tratados endodonticamente:

Os dentes não vitais tratados endodonticamente são diferentes dos dentes vitais porque perderam a sua elasticidade, o que está diretamente relacionado com a alteração do teor de humidade e com a alteração das caraterísticas físicas, ou seja, com a redução da quantidade de dentina.[46] Por isso, são mais propensos a fracturas radiculares horizontais e verticais, sendo esta última a mais comum.[46] Rosen e Frederick *et al.* provaram que a perda de elasticidade em dentes tratados endodonticamente se deve principalmente à redução do fornecimento de sangue e à dessecação.[47, 48] Morgano *et al.*[43] em uma de suas revisões afirmou que: "Apesar do advento de muitos materiais novos para a restauração de dentes tratados endodonticamente, o prognóstico destes dentes depende principalmente da aplicação de princípios biomecânicos sólidos e não dos materiais utilizados nas restaurações"

Existem vários factores que têm de ser considerados na escolha de uma restauração final para um dente tratado endodonticamente. As considerações essenciais incluem a quantidade de estrutura dentária coronária remanescente, a relação oclusal com a dentição oposta e a posição do dente na arcada, bem como o comprimento, a largura e a curvatura das raízes.[35, 49] Por conseguinte, o dente mais forte é aquele em que a maior parte da estrutura dentária sólida pode ser retida.[46, 49] Muitos estudos in-vitro demonstraram que a utilização de pilares, no entanto, não aumenta significativamente a resistência à fratura.[50, 51] Existem vários factores que afectam a escolha da restauração com pilar e núcleo. Cada desenho/sistema de pilar tem as suas próprias vantagens e desvantagens, mas existem três princípios básicos que devem orientar a seleção do pilar

Resistência à fratura: O desenho do pilar não deve predispor o dente à fratura da raiz, mas sim diminuir a sua incidência.[18] Quando se utiliza um pilar, é importante considerar o "efeito de virola".[18, 19] Um ferrolho é definido como uma faixa vertical de estrutura dentária no aspeto gengival de uma preparação de coroa.[52] Melhora alguma retenção, mas principalmente fornece resistência a[53] e aumenta a longevidade.[54] Foi demonstrado que uma ponteira com 1 mm de altura vertical duplica a resistência à fratura em comparação com dentes restaurados sem ponteira.[55] Outros estudos mostraram efeitos benéficos máximos de uma ponteira com 1,5 a 2 mm de estrutura dentária vertical.[56, 57] Além disso, o pilar que engata passivamente no canal deve ser selecionado para proporcionar uma distribuição fisiológica do stress e melhorar a resistência à fratura.[58]

Retenção do conjunto núcleo e coroa: O pilar deve oferecer a máxima retenção do núcleo e da coroa sem violar os princípios da proteção da estrutura dentária e da manutenção da integridade da raiz.[59] A seleção de um pilar de comprimento adequado e a utilização de ligação adesiva satisfazem este requisito.[59, 60]

Espessura da dentina remanescente (RDT):

A espessura da dentina remanescente é um parâmetro importante que afecta o sucesso do tratamento do canal radicular e o prognóstico da restauração, proporcionando resistência à fratura da raiz.[61] Idealmente, o pilar deve ser capaz de encaixar a forma do canal produzida após o tratamento do canal radicular sem remoção adicional da estrutura dentária, mas, no entanto, é necessária uma preparação do espaço do pilar para o colocar.[62]

Independentemente da broca utilizada para a preparação do espaço pós-operatório, este procedimento resulta na remoção de dentina da raiz, até certo ponto.[35, 63] Uma maior remoção de dentina de um lado em comparação com o outro lado da parede do canal localizado a distâncias semelhantes do longo eixo da raiz leva ao transporte do canal, o que compromete a uniformidade da raiz e reduz a sua resistência à fratura, resultando num mau prognóstico do tratamento.[64] A utilização de um pilar cónico ajuda a manter a espessura restante da dentina e tem como objetivo preservar a estrutura dentária tanto quanto possível.[64] Os dados in vitro tendem a apoiar o ponto de vista de que os pilares FRC têm um efeito protetor na raiz em comparação com os pilares metálicos, mas a evidência clínica é limitada.[65,66] Uma revisão Cochrane publicada em 2007 identificou apenas um estudo clínico que atingiu o objetivo de comparar pinos metálicos com não metálicos e que também cumpriu os critérios de qualidade dos dados.[67] Para a prevenção de fracturas radiculares, tem sido recomendada a utilização de pinos de fibra, uma vez que se supõe que têm um módulo de elasticidade semelhante ao da dentina.[68, 69]

Técnicas de medição de RDT:

Avaliação radiográfica:

A radiografia peri-apical padronizada e a medição da diferença assistida por computador têm sido amplamente utilizadas para determinar a espessura da dentina remanescente antes e depois da instrumentação para diferentes sistemas de instrumentos, como se mostra na Figura 1.[70]

Blocos de resina feitos à medida

A utilização de canais radiculares simulados de geometria variável em blocos de resina, juntamente com o software photoshop, também pode ser utilizada para medir a RDT, uma vez que os canais simulados proporcionam a oportunidade de realizar todas as experiências em condições padronizadas, uma vez que estes canais são fabricados com curvaturas padronizadas.[71]

Seccionamento e microscopia de luz:

A espessura da dentina remanescente também pode ser medida em secções transversais horizontais pós-operatórias de dentes tratados com canais radiculares a uma distância regular, por exemplo, (1, 3, 5 e 7 mm) do ápice. Estas secções transversais podem ser avaliadas sob microscópio de luz e documentação fotográfica para comparar os grupos preparados.[6, 71]

Micro tomografia computorizada (TC):

Uma modalidade tridimensional não invasiva que pode ser utilizada para medir com precisão o diâmetro do canal e a quantidade de espessura de dentina remanescente antes e depois da instrumentação. A TC também permite a avaliação da morfologia externa e interna de um dente, o que seria uma boa forma de examinar a forma do canal radicular após a preparação. [72]

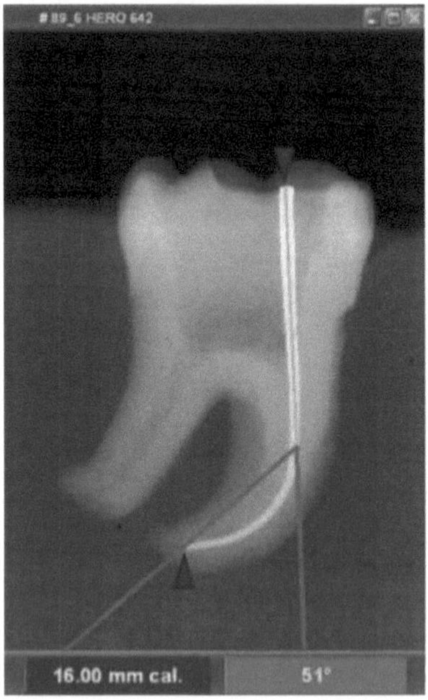

Figura 1: Medição da espessura da dentina remanescente (RDT) em radiografias periapicais e medição da diferença assistida por computador.[70]

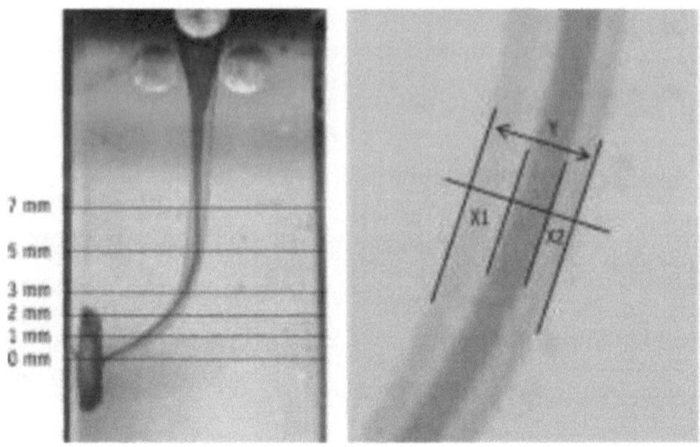

Figura 2: Medição da espessura da dentina remanescente (RDT) em canais radiculares simulados em blocos de resina.[71]

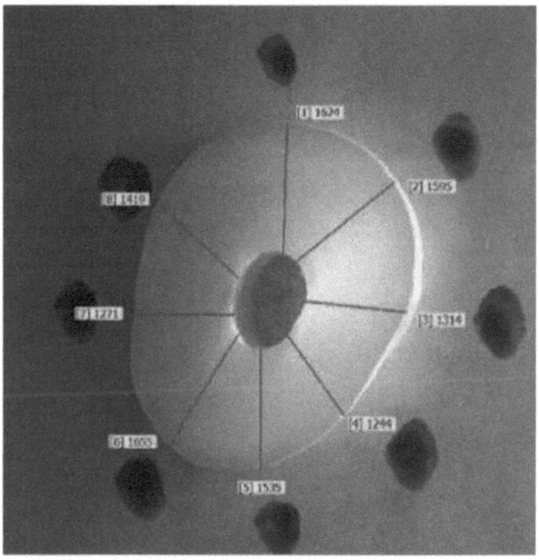

Figura 3: Espessura de dentina remanescente (RDT) na secção transversal da raiz avaliada ao microscópio.[6]

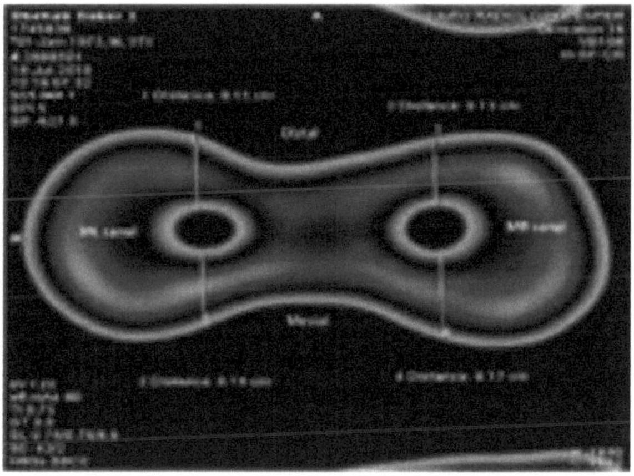

Figura 4: Medição da espessura da dentina remanescente (RDT) nas paredes exterior e interior do canal com tomografia micro-computada.[72]

Outros métodos:

- Uma técnica de remontagem analítica é utilizada para o exame de secções transversais de canais radiculares quando se procede à pré e pós-instrumentação.[73]

- Utilização de impressões de silicone em canais radiculares instrumentados.[74]

- Avaliação estéreo-microscópica de secções transversais ou longitudinais de canais radiculares preparados.[75]

- Estudo microscópico eletrónico de varrimento (MEV) das paredes de canais radiculares instrumentados.[74]

Preparação pós-espaço:

Como mencionado anteriormente, a conservação da estrutura da dentina radicular é importante, pelo que o alargamento do canal após o tratamento do canal radicular deve ser efectuado o mínimo possível.[35, 76] Foram propostas várias técnicas para a restauração de poste e núcleo, que requerem uma preparação adicional do espaço do poste para a adaptação do poste através da remoção da guta-percha.[18, 35] A técnica mais segura tem sido a utilização de um instrumento aquecido,[18, 77] mas as técnicas mais comuns e rápidas envolvem a utilização de instrumentos rotativos.[18, 35]

A literatura clássica afirma que o momento da preparação pós-espaço não tem efeito sobre o tratamento, não importa.[18, 78] Um estudo mais recente mostrou que a preparação pós-espaço imediata era melhor,[79] enquanto outro não mostrou qualquer diferença.[80] Vários estudos fizeram recomendações sobre a duração do preparo pós-espaço. Goodacre e Spolnik, na sua revisão, recomendam que o comprimento do pilar deve ser igual a 3/4 do comprimento do canal radicular ou, pelo menos, igual ao comprimento da coroa clínica e deve haver um mínimo de 4 a 5 mm de guta-percha na região apical para manter um selamento adequado.[81] Sorensen e Martinoff registaram uma taxa de sucesso de 97% quando o comprimento do pilar era pelo menos igual à altura da coroa.[18, 82] A preparação do espaço do pilar tem sido tradicionalmente efectuada com brocas Gates Glidden e alargadores peeso.[35]

Com o desenvolvimento de sistemas e kits de postes em compósito reforçado com fibra, a preparação dos postes tornou-se relativamente simples.[18] Os sistemas de pilares mais recentes têm as suas próprias brocas de preparação de pilares que são fornecidas juntamente com os kits de pilares.[64] Idealmente, o pilar selecionado deve poder encaixar no espaço do canal sem alteração adicional do canal.[18, 43] A broca de dimensionamento deve remover apenas uma pequena quantidade de dentina remanescente que obstrua o caminho de colocação de um pilar de diâmetro adequadamente selecionado. Existem diferentes sistemas de pilares em compósito reforçados com fibra.[64] Entre eles, o sistema Easy Post (Dentsply) e o sistema de brocas para pilares de fibra Rely-X (3M) estão mais facilmente disponíveis e são atualmente comuns entre os profissionais. Estes sistemas são diferentes uns dos outros, não só no que diz respeito às propriedades do pilar, mas também em termos de preparação do espaço do pilar. Uma vez que estes sistemas de pilares são relativamente recentes, existem atualmente menos dados disponíveis sobre eles, ao contrário de outros sistemas de brocas para pilares que estão agora quase obsoletos na prática dentária.[18, 35]

CAPÍTULO 4

JUSTIFICATIVA:

A espessura remanescente da dentina (RDT) é um parâmetro importante que afecta o sucesso do tratamento do canal radicular e o prognóstico da restauração, proporcionando resistência à fratura da raiz.[35, 61] Foram efectuadas várias modificações nos sistemas de pós-broca para imitar a anatomia do canal.[64] Os sistemas de pós-broca são atualmente utilizados com frequência e os dados disponíveis sobre a espessura remanescente da dentina (RDT) na preparação do canal com os sistemas de broca Easy post (Dentsply) e Rely-X fiber post (3M) são muito limitados, pelo que o objetivo do nosso estudo é identificar o melhor sistema de pós-broca em termos de conservação da estrutura dentária de um dente já comprometido.

CAPÍTULO 5

OBJECTIVO:

Comparar a espessura de dentina remanescente (RDT) de canais radiculares preparados com brocas Easy post (Dentsply) e brocas Rely-X fiber post (3M) em dentes extraídos

CAPÍTULO 6

DEFINIÇÃO OPERACIONAL:

Espessura da dentina remanescente (RDT):

O canal radicular é constituído pelas paredes exterior e interior do canal (Figura 5). A espessura restante da dentina (RDT) é a quantidade de espessura de dentina deixada após a instrumentação do sistema de canais radiculares nas paredes exterior e interior. (Figura 6) É medida em milímetros (mm) utilizando a ferramenta de medição do comprimento do software de computador radiográfico SIDEXIS antes e depois da preparação pós-espaço. (Figura 7) A diferença média será medida a 5 mm (apical), 8 mm (médio) e 11 mm (coronal) do ápice (Figura 8). A radiografia pré-operatória antes da instrumentação e após a preparação do espaço será comparada para calcular a diferença.

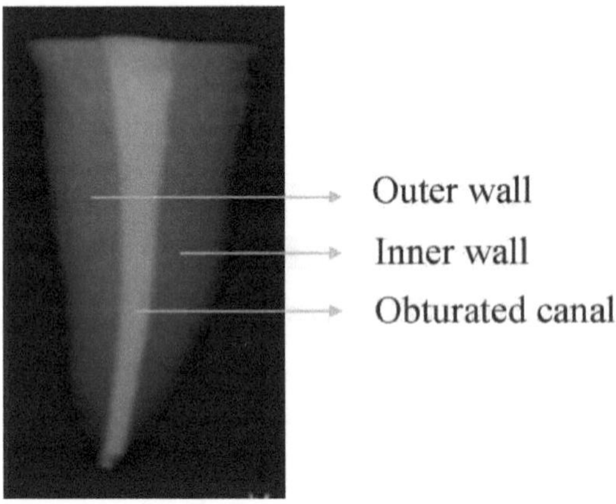

Figura 5: Canal obturado do dente mostrando as paredes externa e interna

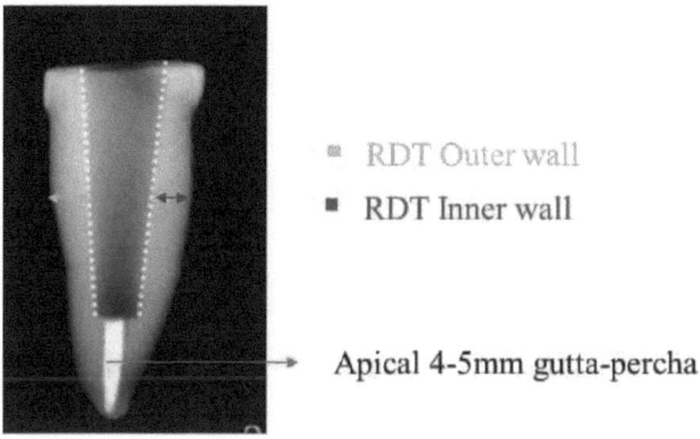

Figura 6: Espessura de dentina remanescente (RDT) nas paredes exterior e interior deixadas após a preparação do espaço posterior

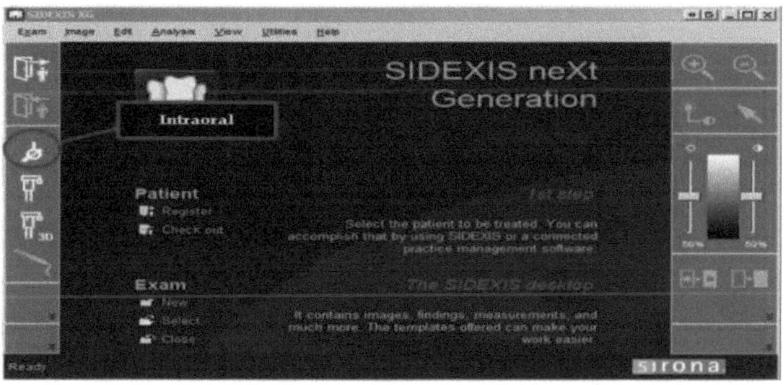

Figura 7: Software de imagiologia digital SIDEXIS.

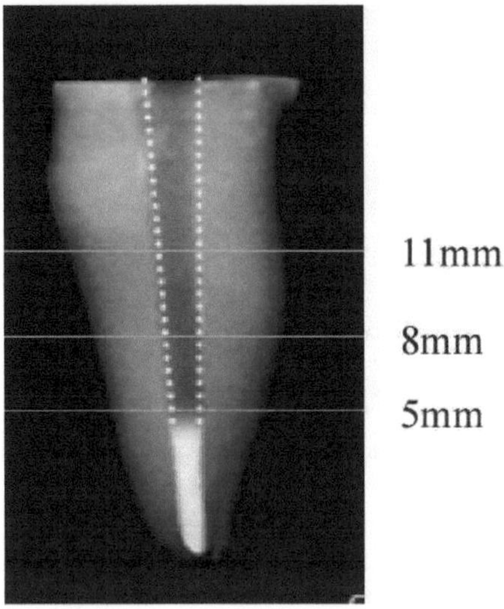

Figura 8: Medição da espessura da dentina remanescente (RDT) em três níveis (5 mm, 8 mm e 11 mm) a partir do ápice nas paredes exterior e interior

CAPÍTULO 7

HIPÓTESE:

Existe uma diferença na espessura da dentina remanescente (RDT) quando os dentes são preparados com dois sistemas de brocas diferentes.

CAPÍTULO 8

MATERIAIS E MÉTODOS:

Local do estudo: Clínica Dentária, AKUH, Karachi - Paquistão

Duração: Três meses

Amostra: 76 canais (38 por grupo)

Desenho do estudo: Estudo experimental in-vitro

Técnica de amostragem: Amostragem consecutiva não probabilística

Seleção da amostra:

Critérios de inclusão: avaliados com base no julgamento clínico

Dentes de raiz única com canais únicos com diâmetro mesio-distal e buco-lingual entre 3-5 mm no terço médio da raiz.

Critérios de exclusão: avaliados com base no julgamento clínico

- Dentes com raízes curvas
- Dentes multirradiculares
- Dentes com ápices abertos
- Dentes com fracturas/defeitos radiculares
- Dentes com reabsorção radicular

Cálculo da dimensão da amostra:

O tamanho da amostra foi calculado através da calculadora de tamanho de amostra (determinação do tamanho da amostra em estudos de saúde, OMS). Huysman *et al.* relataram que, a 5 mm de distância do ápice, a espessura média da dentina remanescente após a preparação com brocas para post foi de 3,39±0,58 mm.[13] Pilo *et al.* referiram que, com as brocas Gates-Glidden, a espessura média da dentina remanescente era de 2,87+0,32 mm.[14] Uma vez que não existem dados disponíveis sobre os sistemas de broca easy post e Rely-X, os dados sobre a broca Gates glidden e a broca para post são considerados como grupo comparativo para o cálculo do tamanho da amostra.

Mantendo estes valores como referência para o sistema de perfuração Rely-X post e Easy post, o poder do estudo (1-P) a 90% e o nível de significância (a) 1%, a dimensão da amostra necessária acabou por ser 38 canais, uma vez que temos dois grupos experimentais, vamos precisar de 76 canais no estudo.

Procedimento de recolha de dados:

Todos os dentes extraídos que cumpriam os critérios de inclusão foram retirados do "banco de dentes" mantido na Clínica Dentária da AKUH. A limpeza de todos os dentes extraídos foi feita com um raspador ultrassónico para remover todos os tecidos moles e detritos. Os dentes foram então armazenados à temperatura ambiente em soro fisiológico normal após desinfeção com peróxido de hidrogénio a 3% até à experimentação. Um residente da FCPS bem treinado (investigador principal) efectuou todos os procedimentos nos dentes extraídos. Todos os dentes foram reduzidos a um comprimento padrão de 17 mm através da secção da coroa e montados em blocos de cera (Figura 9). Estes dentes foram então marcados com um número, após o que foram posteriormente distribuídos por dois grupos experimentais.

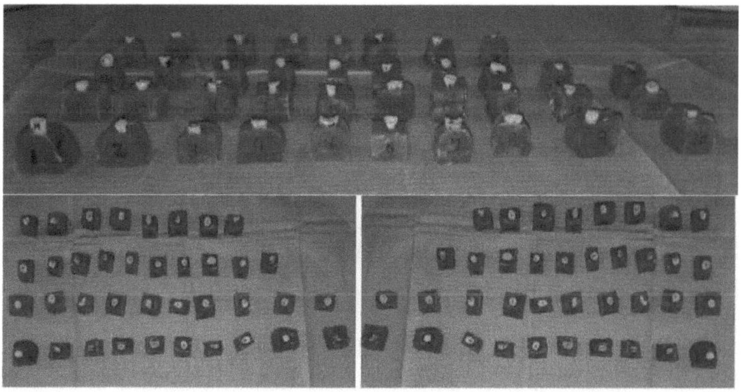

Group A Group B

Figura 9: Dentes montados em blocos de cera

Instrumentação e pós-instrumentação:

A instrumentação foi efectuada nos passos seguintes para ambos os grupos:

- A preparação da cavidade de acesso endodôntico foi efectuada através da superfície oclusal de todos os dentes e o orifício do canal radicular foi identificado em cada dente.
- A preparação do canal radicular foi efectuada de acordo com as instruções do fabricante da lima rotativa. Após cada retirada do instrumento, os canais foram lavados com 3-5 mL de solução de NaOCl a 5,25% usando uma agulha 27-G.
- A preparação do canal radicular foi efectuada até ao comprimento de trabalho de 17 mm utilizando limas rotativas protaper até à lima de acabamento F2 com a ajuda do endomotor

X-Smart (Figura 10)

- Todos os canais foram obturados com guta-percha ponto F2
- Todos os canais foram divididos em dois grupos, 38 em cada grupo (Grupo A e B)
- Utilizando um método radiográfico padronizado, foi feita uma radiografia pré-operatória de todos os dentes, utilizando uma radiografia digital, nas direcções mesio-distal e buco-lingual, que foi guardada no sistema de recuperação de imagens radiográficas para a primeira medição (Figura 11).
- Os canais dos Grupos A e B foram então preparados com brocas Easy post (Dentsply) e Rely-X fiber post (3M), respetivamente (Figuras 12 e 13)
- Em ambos os grupos, o espaço do canal foi preparado até 13 mm, deixando 4 mm de guta-percha na parte apical (Figura 14).
- A segunda radiografia foi tirada após a preparação do espaço pós-operatório nas direcções buco-lingual e mesio-distal (Figura 15).
- A radiografia pré-operatória antes da instrumentação e após a preparação do espaço foi comparada para calcular a diferença.

- Os instrumentos foram inspeccionados após cada utilização. Cada instrumento foi utilizado para preparar seis canais, após o que foi descartado e substituído por um novo instrumento.
- O tempo necessário para a preparação pós-espaço com ambos os exercícios foi também calculado em segundos utilizando um cronómetro.
- O investigador principal mediu a variável de resultado, ou seja, o RDT, mantendo a escala da ferramenta de software dimensionalmente perpendicular à superfície interna e externa do canal em três níveis diferentes, ou seja, apical (5 mm), médio (8 mm) e coronal (11 mm) do ápice a uma distância regular entre si.

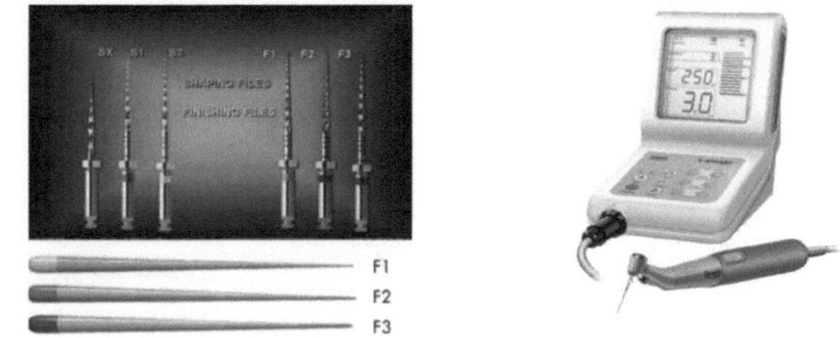

Protaper Rotary files and Gutta percha

X- smart Endo Motor

Figura 10: Instrumentos de endodontia.

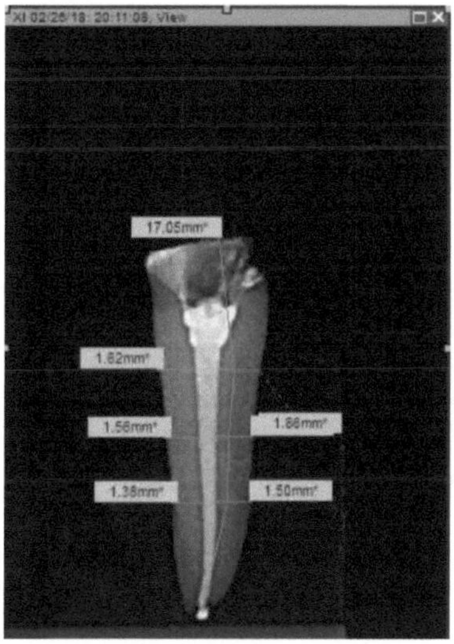

Figura 11: Radiografia digital pré-instrumentação com leituras efectuadas com a ajuda da ferramenta de medição no software SIDEXIS

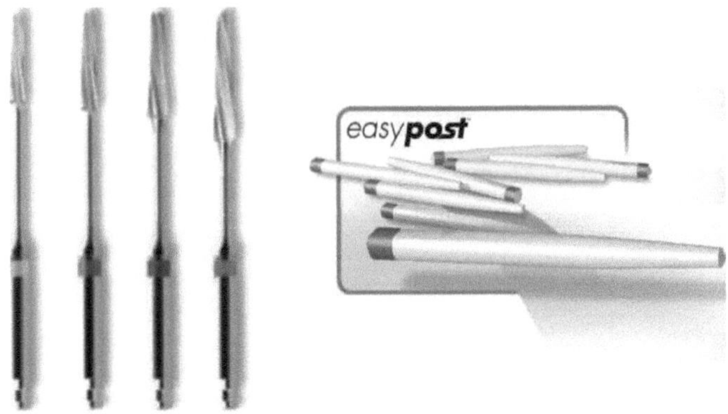

Easy Post Drills

Figura 12: Sistema de perfuração fácil de postes

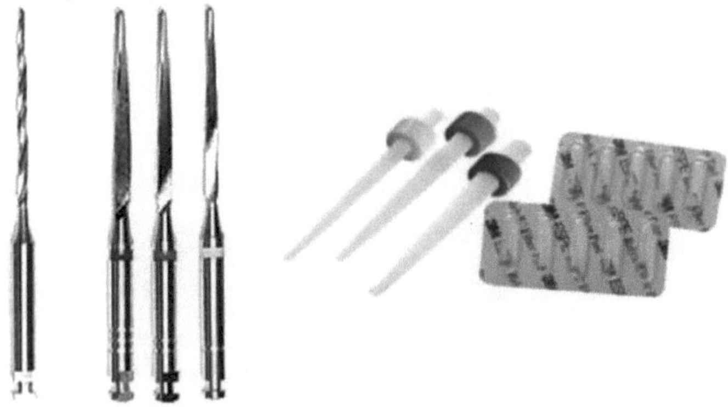

Rely-x fiber post drills

Figura 13: Sistema de perfuração de postes Rely-x Fiber

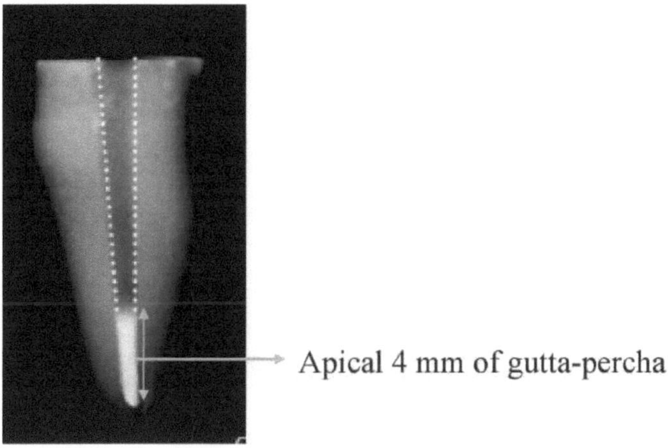

Figura 14: Preparação pós-espaço mostrando 4 mm apicais de guta-percha

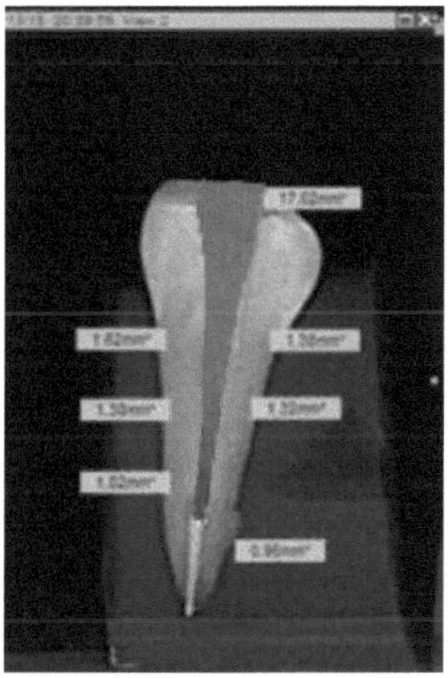

Figura 15: Radiografia digital pós-instrumentação com leituras efectuadas com a ajuda da ferramenta de medição no software SIDEXIS.

Provedor de Intervenção:

O estagiário da FCPS efectuou todos os procedimentos nos dentes extraídos com os instrumentos rotativos depois de ter acesso à câmara pulpar.

Avaliador de resultados: O supervisor (consultor) da FCPS, que não terá conhecimento da afetação do grupo, examinará o sujeito para determinar o resultado. O resultado será determinado em imagens radiográficas usando a ferramenta de medição SIDEXIS

SOFTWARE logo após a conclusão da preparação do canal, conforme mostrado nas figuras 11, 14 e 15.

Considerações éticas:

A questão ética que foi considerada relevante para este estudo em particular foi a obtenção dos dentes extraídos. É mantido um "Banco de dentes" na Clínica Dentária do Hospital Universitário Aga Khan, onde todos os dentes extraídos são armazenados após a obtenção do consentimento informado do paciente. Nenhum dente é extraído com o único objetivo de ser utilizado na investigação; em vez disso, apenas são utilizados para fins de investigação os dentes que já são considerados candidatos a extração devido a razões periodontais ou ortodônticas ou os que estão impactados. O Comité de Revisão Ética da AKUH (o conselho de investigação institucional) aprovou o protocolo para quaisquer questões éticas, antes do início deste estudo.

Número da revisão ética: 3812-SUR-ERC-2015

Armamento necessário para a realização do estudo

1. Peça de mão de alta velocidade
2. Peça de mão de velocidade lenta (motor de controlo de binário)
3. Brocas de acesso endodôntico
4. Hipoclorito de sódio (5,25%)
5. Preparação RC (EDTA)
6. Brocas de diamante
7. Cera dentária para montagem de dentes
8. Blocos de cera para montagem de dentes
9. Ficheiros de protótipos
10. Exercícios fáceis no poste
11. Brocas para postes de fibra Rely-X
12. Peça de mão para instrumento rotativo de NiTi

13. Máquina de raios X dentários
14. Avental de chumbo
15. Software Sirona PC.
16. Software de imagem Sidexis.

CAPÍTULO 9

ANÁLISE DE DADOS:

Foi utilizado o SPSS 21 para a análise dos dados. A estatística descritiva, incluindo a média e o desvio padrão, foi calculada para a espessura da dentina obtida antes e depois da instrumentação com as brocas Easy post e Rely-x post. O teste t de amostra independente foi aplicado para determinar a diferença na espessura da dentina remanescente entre os dois grupos. O valor de $p < 0,05$ foi considerado estatisticamente significativo.

CAPÍTULO 10

RESULTADOS:

Os dentes foram divididos em dois grupos (Grupo A e Grupo B). Cada grupo era composto por 38 canais, com um tamanho total de amostra de 76 canais.

A tabela I do presente estudo demonstra uma comparação da espessura da dentina pré-instrumentação no plano mesio-distal a várias distâncias do ápice dos canais que foram atribuídos a dois sistemas diferentes de pós-broca. Não houve diferença significativa na RDT entre os dois sistemas a 5mm, 8mm e 11mm do ápice.

A tabela II do presente estudo revela uma comparação da espessura da dentina pós-instrumentação no plano mesio-distal a várias distâncias do ápice dos canais que foram atribuídos a dois sistemas de brocas diferentes. Verificou-se uma diferença significativa no RDT entre os dois sistemas de brocas, tanto nas paredes internas como externas, a 5 mm, 8 mm e 11 mm do ápice.

A tabela III do presente estudo revela uma comparação da espessura da dentina pré-instrumentação no plano vestíbulo-lingual a várias distâncias do ápice dos canais que foram atribuídos a dois sistemas de pós-broca diferentes. Não houve diferença significativa na RDT entre os dois sistemas de broca nas paredes interna e externa a 5 mm, 8 mm e 11 mm do ápice.

A tabela IV do presente estudo revela uma comparação da espessura da dentina pós-instrumentação no plano vestíbulo-lingual a várias distâncias do ápice dos canais que foram atribuídos a dois sistemas diferentes de pós-broca. Verificou-se uma diferença significativa na RDT entre os dois sistemas de brocas, tanto nas paredes internas como externas, a 5 mm, 8 mm e 11 mm do ápice.

A Tabela V do presente estudo mostra a comparação da quantidade total de dentina removida a várias distâncias (5mm, 8mm e 11mm) do ápice dos canais que foram alocados a dois sistemas diferentes de brocas no plano mesiodistal. Houve uma diferença estatisticamente significativa na remoção total de dentina com ambos os sistemas de brocas, com a broca fácil removendo menos dentina do que a broca de fibra Rely-x.

A Tabela VI do presente estudo mostra a comparação da quantidade total de dentina removida a várias distâncias (5mm, 8mm e 11mm) do ápice dos canais que foram alocados a dois sistemas diferentes de brocas postiças no plano vestibulolingual. Verificou-se uma diferença estatisticamente significativa na remoção total de dentina com ambos os sistemas de brocas no plano vestibulolingual, com a broca Easy Post a remover menos dentina do que a broca Rely-x fiber Post.

Tabela I: Comparação da espessura da dentina pré-instrumentação nas paredes mesial e distal entre os dois grupos (Easy post Drill vs Rely-X Post Drill)

Distance from apex	Surface assessed	Post Drill system	Mean±SD(mm)	P value
5mm	Mesial	Easy Post	**2.08± 0.34**	0.068
		Rely-x Fiber post	**1.95± 0.29**	
	Distal	Easy Post	**2.00± 0.31**	0.093
		Rely-x Fiber post	**1.88± 0.31**	
8 mm	Mesial	Easy Post	**2.35± 0.32**	0.192
		Rely-x Fiber post	**2.24± 0.33**	
	Distal	Easy Post	**2.33± 0.34**	0.366
		Rely-x Fiber post	**2.15± 0.33**	
11 mm	Mesial	Easy Post	**2.54± 0.31**	0.291
		Rely-x Fiber post	**2.47± 0.29**	
	Distal	Easy Post	**2.54± 0.34**	0.063
		Rely-x Fiber post	**2.39± 0.25**	

- Teste t para amostras independentes
- Nível de significância <0,05

Tabela II: Comparação da espessura da dentina pós-instrumentação nas paredes mesial e distal entre dois grupos (Easy Post vs Rely-X Post)

Distance from apex	**Surface assessed**	**Post Drill system**	**Mean±SD(mm)**	**P value**
5mm	Mesial	Easy Post	**1.81± 0.33**	**0.002**
		Rely-x Fiber post	**1.57± 0.29**	
	Distal	Easy Post	**1.75± 0.32**	**<0.001**
		Rely-x Fiber post	**1.49± 0.26**	
8 mm	Mesial	Easy Post	**2.07± 0.32**	**<0.001**
		Rely-x Fiber post	**1.79± 0.32**	
	Distal	Easy Post	**2.05± 0.32**	**<0.001**
		Rely-x Fiber post	**1.85± 0.33**	
11 mm	Mesial	Easy Post	**2.19± 0.31**	**0.001**
		Rely-x Fiber post	**1.90± 0.43**	
	Distal	Easy Post	**2.18± 0.28**	**<0.001**
		Rely-x Fiber post	**1.80± 0.37**	

- Teste t de amostras independentes.
- Nível de significância <

Tabela III: Comparação da espessura da dentina pré-instrumentação nas paredes vestibular e lingual entre dois grupos (Easy Post vs Rely-X Post)

Distance from apex	**Surface assessed**	**Post Drill system**	**Mean±SD(mm)**	**P value**
5mm	Buccal	Easy Post	**1.51± 0.20**	0.102
		Rely-x Fiber post	**1.44± 0.15**	
	Lingual	Easy Post	**1.46± 0.19**	0.819
		Rely-x Fiber post	**1.45± 0.14**	
8 mm	Buccal	Easy Post	**1.66± 0.17**	0.701
		Rely-x Fiber post	**1.64± 0.24**	
	Lingual	Easy Post	**1.61± 0.20**	0.938
		Rely-x Fiber post	**1.61± 0.26**	
11 mm	Buccal	Easy Post	**1.81± 0.18**	0.837
		Rely-x Fiber post	**1.80± 0.27**	
	Lingual	Easy Post	**1.73± 0.16**	0.419
		Rely-x Fiber post	**1.78± 0.26**	

- Teste t para amostras independentes
- Nível de significância <0,05

Tabela IV: Comparação da espessura da dentina pós-instrumentação nas paredes vestibular e lingual entre dois grupos (Easy Post vs Rely-X Post)

Distance from apex	Surface assessed	Post Drill system	Mean±SD(mm)	P value
5mm	Buccal	Easy Post	**1.28± 0.18**	<0.001
		Rely-x Fiber post	**1.13± 0.10**	
	Lingual	Easy Post	**1.23± 0.16**	0.003
		Rely-x Fiber post	**1.12± 0.12**	
8 mm	Buccal	Easy Post	**1.41± 0.18**	0.001
		Rely-x Fiber post	**1.27± 0.20**	
	Lingual	Easy Post	**1.38± 0.20**	0.006
		Rely-x Fiber post	**1.25± 0.18**	
11 mm	Buccal	Easy Post	**1.57± 0.17**	0.001
		Rely-x Fiber post	**1.39± 0.27**	
	Lingual	Easy Post	**1.53± 0.15**	0.001
		Rely-x Fiber post	**1.36± 0.25**	

- Teste t de amostras independentes.
- Nível de significância <0,05

Tabela V: Comparação da remoção total de dentina no plano mesiodistal entre os dois grupos (Easy Post Drill e sistema Rely-X Post drill).

Distance from apex	Post Drill system	Mean ± S.D	P value
5mm	Easy Post	**0.53±0.20**	0.10
	Rely-x Fiber post	**0.76±0.31**	
8 mm	Easy Post	**0.56±0.23**	0.002
	Rely-x Fiber post	**0.97±0.48**	
11 mm	Easy Post	**0.70±0.30**	0.019
	Rely-x Fiber post	**1.13±0.44**	

- Teste t de amostras independentes.

- Nível de significância : <0,05

Tabela VI: Comparação da remoção total de dentina no plano vestibulolingual entre os dois grupos (Easy Post Drill e sistema Rely-X Post drill).

Distance from apex	**Post Drill system**	**Mean ± S.D**	**P value**
5mm	Easy Post	**0.46±0.20**	0.019
	Rely-x Fiber post	**0.63±0.22**	
8 mm	Easy Post	**0.47±0.18**	0.004
	Rely-x Fiber post	**0.73±0.30**	
11 mm	Easy Post	**0.44±0.22**	<0.001
	Rely-x Fiber post	**0.82±0.33**	

- Teste t para amostras independentes

- Nível de significância : <0,05

CAPÍTULO 11

DISCUSSÃO:

O sucesso da restauração de um dente tratado endodonticamente depende da qualidade e do volume da estrutura dentária remanescente.[1, 15, 35] A presença de perda extensa de estrutura dentária necessita de suporte adicional para a estrutura remanescente.[83] Muitas vezes, é necessário colocar pinos para reforçar a estrutura dentária coronal inadequada sobre a qual pode ser colocada uma coroa.[18, 83] Assif *et al.* realizaram um estudo e relataram que a capacidade de um dente tolerar tensões laterais está diretamente relacionada com a espessura das paredes da dentina da raiz.[84] Stockton, numa das suas revisões clássicas, afirmou que a resistência à fratura da raiz está diretamente relacionada com a espessura das paredes de dentina remanescentes.[85] Ao escolher o tamanho e o tipo do pilar, deve ter-se em consideração o diâmetro da raiz do dente que diminui apicalmente e as concavidades da raiz que são invisíveis radiograficamente.[86] Estes factores anatómicos podem contribuir para paredes dentinárias finas que são propensas a fratura durante a cimentação inicial ou durante a oclusão se o pilar for demasiado largo.[35, 86] Os procedimentos de pós-preparação envolvem a remoção adicional de dentina do espaço do canal radicular, o que pode comprometer a estrutura da raiz e torná-la suscetível à fratura radicular, pelo que deve existir um equilíbrio único entre maximizar a retenção do pilar e manter a resistência à fratura radicular.[35, 85] Muitos estudos têm enfatizado a preservação da dentina e recomendam um limite mínimo de 1-1,5 mm de espessura de dentina remanescente para evitar o desbaste excessivo das paredes da raiz.[17, 35]

O objetivo do presente estudo foi comparar duas brocas de fibra diferentes para avaliar a espessura de dentina remanescente (RDT) após a preparação do espaço a 5, 8 e 11 mm do ápice. De acordo com os resultados, ambas as brocas removeram dentina dentro do limite aceitável, ou seja, o diâmetro do preparo não foi superior a um terço da largura do diâmetro da raiz observada na radiografia e houve mais de 1 mm de espessura de dentina remanescente em torno do preparo pós-espaço. A hipótese nula no presente estudo foi rejeitada, uma vez que houve uma diferença significativa entre ambas as brocas em termos de RDT após a preparação pós-espacial.

Neste estudo, foram utilizados dentes extraídos para simular um ambiente realista. A utilização de brocas de coluna em dentina natural é considerada mais benéfica do que em canais simulados artificiais padronizados. Este facto é atribuído às diferenças na textura da superfície e na composição do material de resina, que é muito mais macio do que a dentina original em termos de dureza. Embora a utilização de canais simulados de resina permita a padronização do diâmetro, o calor gerado pelos instrumentos rotativos através da fricção pode resultar na fusão da resina. Por conseguinte, os dados resultantes podem não ser verdadeiramente aplicáveis à situação clínica.[87] Além disso, no presente estudo, foi utilizada uma radiografia periapical digital padronizada para medir e comparar os valores médios de RDT pré-operatórios e pós-operatórios, não só no plano mesiodistal, mas também no plano bucolingual. Este método de medição radiográfico e assistido por computador tem sido o método preferido e recomendado para medir o RDT em muitos estudos diferentes.[70, 86, 88]

Neste estudo, as leituras foram efectuadas para cada dente em três níveis, ou seja, a 5, 8 e 11 mm do ápice. Estes três níveis foram selecionados porque, normalmente, é recomendado deixar 4-5 mm da guta-percha no local.[18, 35, 81] Em segundo lugar, todos os dentes foram reduzidos do aspeto coronal para um comprimento de 17 mm, e para padronizar a pós-preparação, o espaço do canal foi preparado até 12 mm com brocas de colar amarelo de ambos os sistemas de diâmetro semelhante (1,25 mm). Isto teve o efeito de eliminar possíveis factores de desvio, como a dentina coronal remanescente e o comprimento total da preparação.

Huysman *et al.* relataram que, a 5 mm de distância do ápice, houve uma diferença significativa na espessura da dentina basal e na espessura remanescente após o preparo pós-obturação, que foi de 3,39 ± 0,58 mm, mas esse preparo foi realizado com brocas para-pós.[13] Alomari *et al.* avaliaram o efeito da preparação do espaço posterior no plano mesiodistal a 5 mm do comprimento de trabalho em incisivos centrais superiores e relataram que a dentina total removida após a preparação do espaço posterior foi de 0,30 ± 0,11 mm, mas esta preparação do espaço posterior também foi efectuada com brocas parapost.[6] Além disso, os resultados do estudo efectuado por Alomari *et al* só se aplicam a incisivos centrais em que o diâmetro do canal já era suficiente para não haver ou haver uma preparação mínima do espaço posterior. Os resultados do presente estudo são ligeiramente contrários e diferentes do presente estudo, porque no nosso estudo são utilizados sistemas de pilares mais recentes, contemporâneos e diferentes e os dentes utilizados no presente estudo eram de raiz única com canais únicos que tinham um diâmetro mesio-distal e buco-lingual entre 3-5 mm no terço médio da raiz. A razão por trás da seleção destes canais foi a padronização do diâmetro pré-operatório dos canais e a minimização das hipóteses de falsas leituras que poderiam afetar os resultados deste estudo.

Como demonstrado nas tabelas IX e X, não houve diferença significativa na espessura da parede da dentina antes da instrumentação nos planos vestibular e mesiodistal para ambos os grupos. Isto mostra que a espessura da dentina em ambos os grupos era quase igual e inicialmente igual na linha de base.

As Tabelas XI e XII mostram a espessura da dentina remanescente pós-instrumentação, tanto no plano vestíbulo-lingual como no mesiodistal, após a preparação pós-operatória com brocas easy post e Rely X fiber post. Verificou-se uma diferença significativa na RDT em ambos os grupos. Em comparação com a broca Rely X fiber post, que era mais agressiva, a broca easy post revelou-se mais conservadora em termos de remoção de estrutura dentária. Isto pode ser atribuído à secção transversal e à anatomia do canal de ambas as brocas. Muitos estudos in-vitro centraram-se apenas na anatomia e na secção transversal de diferentes sistemas de limas que são utilizados na limpeza e modelação dos canais, mas, tanto quanto sabemos, as provas científicas relativas aos sistemas de pós-perfuração mais recentes são limitadas e nenhum dos estudos discutiu a secção transversal, a anatomia e a eficiência de corte dos novos sistemas de pós-perfuração em fibra. Por conseguinte, o presente estudo recomenda a realização de estudos experimentais sobre os novos sistemas de brocas postiças, a fim de obter conclusões mais definitivas sobre estes sistemas de brocas.

Pontos fortes:

- Em vez de utilizar blocos de resina, foram retirados dentes extraídos para obter leituras que se aplicam de perto à situação clínica.
- As leituras foram efectuadas duas vezes para verificar a sua reprodutibilidade.
- Foram selecionadas diferentes empresas de instrumentos de pós-preparação para ambos os grupos.

Limitações:

- Poderiam ter sido utilizadas técnicas de imagiologia avançadas, como a CBCT, para uma avaliação mais exacta da espessura da dentina remanescente.

- Estudo experimental in vitro em que foram comparadas apenas duas brocas de pós-preparação

- Foram observadas ligeiras rotações nas radiografias em alguns dentes quando os grupos pós-instrumentação foram comparados com os grupos pré-experimentais, apesar de terem seguido a técnica de padronização exacta, caso em que a amostra foi excluída.

Recomendações:

- Deve ser assegurada uma avaliação cuidadosa e exaustiva da anatomia do canal radicular e o cumprimento rigoroso das recomendações do fabricante, a fim de evitar erros técnicos e iatrogénicos.

- Poder-se-ia obter maior precisão utilizando outros métodos para melhorar a reprodutibilidade

- A utilização do método CBCT seria mais precisa na deteção da diferença pré e pós-instrumentação.

CAPÍTULO 12

CONCLUSÕES:

Dentro das limitações do presente estudo, podem ser tiradas as seguintes conclusões

- Ambos os grupos, nomeadamente o Easy post e o sistema de broca de fibra Rely-X, removeram dentina dentro dos limites aceitáveis, ou seja, > 1 mm de dentina estava presente após a preparação do espaço pós-operatório, pelo que ambos os sistemas de broca podem ser considerados sistemas de broca seguros.
- Houve uma diferença estatisticamente significativa na espessura de dentina remanescente em vários níveis a partir do ápice (5mm, 8mm e 11mm) em ambos os planos bucolingual e mesio-distal entre os dois grupos, ou seja, o sistema easy post drill removeu menos dentina e foi mais conservador do que o sistema Rely-X fiber post drill, que removeu mais dentina e foi considerado mais agressivo.

Divulgação:

O investigador principal não tem qualquer interesse financeiro nas empresas cujos produtos foram incluídos neste estudo.

ANEXO-I: FORMULÁRIO DE RECOLHA DE DADOS

1) Número do dente: ____

2)Tipo de dente: ____

- Pré-molar superior
- Molar superior
- Pré-molar mandibular
- Molar mandibular

3) Mesiodistal / Bucolingual

Radiografia pré-operatória

a) Dentina removida antes da preparação (parede exterior)

- Terço apical (a 5 mm do ápice) -----------------
- Terço médio (8 mm a partir do ápice) ---------
- Terço coronal (11 mm a partir do ápice) -------

b) Dentina removida antes da preparação (parede interna)

- Terço apical (a 5 mm do ápice) -----------------
- Terço médio (8 mm a partir do ápice) ---------
- Terço coronal (11 mm a partir do ápice) -------

Radiografia pós-operatória (RESULTADO)

c) Dentina removida após a preparação (parede exterior)

- Terço apical (a 5 mm do ápice) --------------------
- Terço médio (8 mm a partir do ápice) ---------
- Terço coronal (11 mm a partir do ápice)--------

d) Dentina removida após a preparação (parede interna)

- Terço apical (a 5 mm do ápice) -----------------
- Terço médio (8 mm a partir do ápice) ---------
- Terço coronal (11 mm a partir do ápice) -------

VARIÁVEL DE RESULTADO

4) Espessura média da dentina remanescente ____________ em mm.

REFERÊNCIAS:

1. Schafer E, Vlassis M. Investigação comparativa de dois instrumentos rotativos de níquel-titânio: ProTaper versus RaCe. Parte 2. Eficácia de limpeza e capacidade de modelação em canais radiculares severamente curvos de dentes extraídos. Int Endod J. 2004;37:239-48.

2. Calberson F, Deroose C, Hommez G, De Moor R. Capacidade de moldagem das limas de níquel-titânio ProTaper em canais radiculares de resina simulada. Int Endod J. 2004;37:613-23.

3. C'elik D, Ta§demir T, Er K. Comparação da influência de diferentes métodos de fabrico na eficácia da limpeza de limas rotativas de níquel-titânio. Microsc Res Tech. 2013;76:231-6.

4. Fayyad DM, Elhakim Elgendy AA. Cutting Efficiency of Twisted versus Machined Nickel-Titanium Endodontic Files. J Endod. 2011;37:1143-6.

5. Yang G, Yuan G, Yun X, Zhou X, Liu B, Wu H. Efeitos de Dois Sistemas de Instrumentos de Níquel-Titânio, Mtwo versus ProTaper Universal, na Geometria do Canal Radicular Avaliada por Tomografia Micro-Computada. J Endod. 2011;37:1412-6.

6. Alomari Q, Barrieshi K, Al-Awadhi S. Effect of post length and diameter on remaining dentine thickness in maxillary central and lateral incisors. Int Endod J. 2011;44:956-66.

7. Chuang SF, Yaman P, Herrero A, Dennison JB, Chang CH. Influência do material e comprimento do pilar em incisivos tratados endodonticamente: um estudo in vitro e de elementos finitos. J Prosthet Dent. 2010;104:379-88.

8. Mastoras K, Vasiliadis L, Koulaouzidou E, Gogos C. Evaluation of push-out bond strength of two endodontic post systems. J Endod. 2012;38:510-4.

9. Huang TJ, Schilder H, Nathanson D. Effects of moisture content and endodontic treatment on some mechanical properties of human dentin. J Endod. 1992;18:209-15.

10. Nova V, Karygianni L, Altenburger MJ, Wolkewitz M, Kielbassa AM, Wrbas KT. Resistência de ligação pull-out de um sistema de pilar de compósito reforçado com fibras cimentado com cimentos de resina auto-adesivos. J Dent. 2013;41:1020-6.

11. Dejak B, Mlotkowski A. Análise por elementos finitos da resistência e adesão de pilares fundidos em comparação com pilares de resina composta reforçados com fibra de vidro em dentes anteriores. J Prosthet Dent. 2011;105:115-26.

12. Souza EM, do Nascimento LM, Maia Filho EM, Alves CMC. O impacto do pós-preparo na espessura da dentina residual de molares superiores. J Prosthet Dent. 2011;106:184-90.

13 Huysmans M, Klein M, Kok G, Whitworth J. Preparação paralela pós-espaço em diferentes tipos de dentes ex vivo: desvio do centro do canal e espessura da dentina remanescente. Int Endod J. 2007;40:778-85.

14 Pilo R, Tamse A. Espessura de dentina residual em pré-molares inferiores preparados com brocas gates glidden e ParaPost. J Prosthet Dent. 2000;83:617-23.

15 Le Bell-Ronnlof AM, Lassila LV, Kangasniemi I, Vallittu PK. Capacidade de carga de um incisivo humano restaurado com vários pinos de compósito reforçados com fibra. Dent Mater. 2011;27:e107-15.

16 .Souza E, Bretas R, Cenci M, Maia-Filho E, Bonetti-Filho I. Radiografias periapicais superestimam a espessura da parede do canal radicular durante o preparo pós-espaço. Int Endod J. 2008;41:658-63.

17 Pilo R, Shapenco E, Lewinstein I. Espessura de dentina residual em primeiros pré-molares maxilares bifurcados após preparação do canal radicular e do espaço posterior com brocas paralelas. J Prosthet Dent. 2008;99:267-73.

18 Schwartz RS, Robbins JW. Colocação de pinos e restauração de dentes tratados endodonticamente: uma revisão da literatura. J Endod. 2004;30:289-301.

19 Robbins JW. Diretrizes para a restauração de dentes tratados endodonticamente. J Am Dent Assoc. 1990;120:558-66.

20 Cheung GS, Chan TK. Long-term survival of primary root canal treatment carried

out in a dental teaching hospital. Int Endod J. 2003;36:117-28

21 Al-Wahadni A, Gutteridge DL. Uma investigação in vitro sobre os efeitos da dentina coronal retida na resistência de um dente restaurado com um pilar cimentado e uma restauração de núcleo parcial. Int Endod J. 2002;35:913-8

22 Isador F, Brondum K, Ravnholt G. A influência do comprimento do pilar e do comprimento da ponteira da coroa na resistência à carga cíclica de dentes de bovino com pilares de titânio pré-fabricados. Int J Prosthodont. 1999;12:78-82

23 Lambjerg-Hansen H, Asmussen E. Mechanical properties of endodontic posts. J Oral Rehab. 1997;24:882-7.

24 Morgano SM, Brackett SE. Restaurações de fundação em prótese fixa: conhecimento atual e necessidades futuras. J Prosthet Dent. 1999;82:643-57.

25 Goodacre CJ, Spolnik KJ. O tratamento protético de dentes tratados endodonticamente: uma revisão da literatura. Parte I. Dados de sucesso e insucesso, conceitos de tratamento. J Prosthodont. 1994;3:243-50

26 Lamichhane A, Xu C, Zhang FQ. Material de base de resina de poste de fibra dentária: uma revisão. J Adv Prosthodont. 2014;6:60-5.

27 Heydecke G, Butz F, Strub JR. Resistência à fratura e taxa de sobrevivência de incisivos maxilares tratados endodonticamente com cavidades aproximadas após restauração com diferentes sistemas de pinos e núcleos: um estudo in-vitro. J Dent. 2001; 29:427-33

28 Trope M, Maltz DO, Tronstad L. Resistência à fratura de dentes restaurados tratados endodonticamente. Endod Dent Traumatol. 1985;1: 108-11

29 Sorensen JA, Martinoff JT. Reforço intracoronal e cobertura coronal: um estudo de dentes tratados endodonticamente. J Prosthet Dent. 1984;51:780-4

30 Kane JJ, Burgess JO. Modificação da forma de resistência das restaurações corono-radiculares de amálgama. J Prosthet Dent. 1991;65:470-4

31 Felton DA, Webb EL, Kanoy BE, Dugoni J. Cavilhas endodônticas roscadas: efeito do desenho do pilar na incidência de fratura radicular. J Prosthet Dent. 1991;65:179-

87.

32 Standlee JP, Caputo AA. As propriedades de retenção e distribuição de tensão de pinos endodônticos com rosca dividida. J Prosthet Dent. 1992;68:436-42.

33 Bergman B, Lundquist P, Sjogren U, Sundquist G. Resultados restauradores e endodônticos após tratamento com pinos e núcleos fundidos. J Prosthet Dent. 1989;61:10-5

34 Walton TR. Um estudo longitudinal de até 15 anos de 515 FPDs de metal-cerâmica: parte

2. Modos de insucesso e influência de várias caraterísticas clínicas. Int J Prosthodont. 2003;16:177-82.

35 Cheung W. A review of the management of endodontically treated teeth. J Am Dent. 2005;36:611- 19.

36 Qualtrough AJ, Chandler NP, Purton DG. A comparison of the retention of toothcolored posts. Quintessence Int. 2003;34:199-201.

37 Standlee JP, Caputo AA, Hanson EC. Retenção de pinos endodônticos: efeitos do cimento, comprimento do pino, diâmetro e desenho. J Prosthet Dent. 1978;39:401-5.

38 Martinez-Insua A, da Silva L, Rilo B, Santana U. Comparação das resistências à fratura de dentes sem polpa restaurados com um pilar e núcleo de gesso ou pilar de fibra de carbono com um núcleo de compósito. J Prosthet Dent. 1998;80:527-32.

39 Valea MC, de la Pena VA. Longevidade de pinos de titânio e núcleos de amálgama colados: Um estudo retrospetivo de sobrevivência clínica de 22 anos. J Am Dent Assoc. 2017;148:75- 80.

40 Torbjorner A, Fransson B. Uma revisão da literatura sobre o tratamento protético de dentes estruturalmente comprometidos. Int J Prosthod. 2004;17:369-76.

41 Purton DG, Payne JA. Comparação de pinos de fibra de carbono e de aço inoxidável para canais radiculares. Quintessence Int. 1996;27:93-7.

42 Shetty PP, Meshramkar R, Patil KN, Nadiger RK. Uma análise de elementos finitos

para uma avaliação comparativa da tensão com dois pilares estéticos comummente utilizados. Eur J Dent. 2013;7:419-22.

43 Morgano SM, Rodrigues AH, Sabrosa CE. Restauração de dentes tratados endodonticamente. Dent Clin North Am. 2004 ;48:397-416

44 .Lazari PC, de Carvalho MA, Cury AA, Magne P. Sobrevivência de incisivos extensamente danificados tratados endodonticamente restaurados com diferentes tipos de materiais de restauração de base de pinos e núcleos. J Prosthet Dent. 2018;119:769-76.

45 Asmussen E, Peutzfeldt A, Sahafi A. Análise por elementos finitos das tensões em dentes tratados endodonticamente e restaurados com cavilhas. J Prosthet Dent. 2005 ;94:321-9.

46 Johnson JK, Schwartz NL, Blackwell RT. Avaliação e restauração de dentes posteriores tratados endodonticamente. J Am Dent Assoc. 1976;93:597-605.

47 Federick DR, Serene TP. Cavilha e núcleo de segunda intenção. J Prosthet Dent.1975;34:41-7.

48 Rosen H. Procedimentos operatórios em dentes mutilados tratados endodonticamente. J.Prosthet Dent. 1961;11:973-86.

49 Trushkowsky RD. Considerações estéticas e funcionais na restauração de dentes tratados endodonticamente. Dent Clin North Am. 2011;55:403-10.

50 Baratieri L, De Andrada M, Arcari G, Ritter A. Influência da colocação do pilar na resistência à fratura de incisivos tratados endodonticamente revestidos com compósito direto. J Prosthet Dent. 2000;84:180-84.

51 Mcdonald A, King P, Setchell D. Estudo in vitro para comparar a resistência à fratura por impacto de dentes tratados com raízes intactas. J Endod. 1990;23:304-12.

52 Stankiewicz NR, Wilson PR. O efeito ferrule: uma revisão da literatura. Int Endod J. 2002;35:575-81.

53 Mezzomo E, Massa F, Libera SD. Resistência à fratura de dentes restaurados com dois designs diferentes de pós e núcleos cimentados com dois cimentos diferentes: um estudo in vitro. Parte I. Quintessence Int. 2003;34:301-6.

54 Cheung GS, Chan TK. Long-term survival of primary root canal treatment carried out in a dental teaching hospital. Int Endod J. 2003;36;117-28.

55 Sorensen JA, Engelman MJ. Desenho da ponteira e resistência à fratura de dentes tratados endodonticamente. J Prosthet Dent. 1990;63:529-36.

56 Zhi-Yue L, Yu-Xing Z. Efeitos do desenho do pós-core e da ponteira na resistência à fratura de incisivos centrais superiores tratados endodonticamente. J Prosthet Dent. 2003;89:368-73.

57 Freeman MA, Nicholls JI, Kydd WL, Harrington GW. Fugas associadas à falha preliminar induzida por fadiga de coroas totais colocadas sobre três sistemas diferentes de pilares e núcleos. J Endod. 1998;24:26-32.

58 Burns DA, Krause WR, Douglas HB, Burns DR. Distribuição de tensão em torno de pinos endodônticos. J Prosthet Dent. 1990;64:412-8.

59 Standlee JP, Caputo AA, Hanson EC. Retenção de pinos endodônticos: efeitos do cimento, comprimento do pino, diâmetro e desenho. J Prosthet Dent. 1978;39:401-5.

60 Nergiz I, Schmage P, Ozcan M, Platzer U. Efeito do comprimento e do diâmetro dos pilares cónicos na retenção. J Oral Rehabil. 2002;29:28-34.

61 .Barcellos RR, Correia DP, Farina AP, Mesquita MF, Ferraz CC, Cecchin D. Resistência à fratura de dentes tratados endodonticamente e restaurados com pinos intra-radiculares: efeitos do sistema de pinos e da espessura da dentina. J Biomech. 2013;46:2572- 7.

62 Whitworth J, Walls A, Wassell R. Coroas e restaurações extra-coronárias: Considerações endodônticas: a polpa, o dente tratado pela raiz e a coroa. Br Dent J. 2002;192:315-27.

63 Madani ZS, Goudarzipor D, Haddadi A, Saeidi A, Bijani A. Uma avaliação CBCT

do transporte apical em canais radiculares preparados com instrumentos manuais k-flexofile e k3 rotary. Iran Endod J. 2015;10:44-8.

64 Goracci C, Ferrari M. Perspetivas atuais sobre os sistemas de postos: uma revisão da literatura. Aust Dent J. 2011;56 Suppl 1:77-83.

65 Rosentritt M, Furer C, Behr M, Lang R, Handel G. Comparação da resistência à fratura in vitro de pinos e núcleos metálicos e da cor dos dentes. J Oral Rehabil. 2000;27:595-601.

66 Rosentritt M, Sikora M, Behr M, Handel G. Resistência à fratura in vitro e adaptação marginal de sistemas de pilares metálicos e da cor dos dentes. J Oral Rehabil. 2004;31:675-81.

67 Bolla M, Muller-Bolla M, Borg C, Lupi-Pegurier L, Laplanche O, Leforestier E. Root canal posts for the restoration of root filled teeth. Base de dados Cochrane Syst Rev. 2007;1:1-18.

68 Fredriksson M, Astback J, Pamenius M, Arvidson K. Um estudo retrospetivo de 236 pacientes com dentes restaurados por pinos de resina epóxi reforçados com fibra de carbono. J Prosthet Dent. 1998;80:151-7.

69 Asmussen E, Peutzfeldt A, Heitmann T. Stiffness, elastic limit, and strength of newer types of endodontic posts. J Dent. 1999;27:275-8.

70 Guelzow A, Stamm O, Martus P, Kielbassa A. Estudo comparativo de seis sistemas rotativos de níquel-titânio e instrumentação manual para a preparação de canais radiculares. Int Endod J. 2005;38:743-52.

71 Yang Q, Cheung GS, Shen Y, Huang D, Zhou X, Gao Y. Investigação da espessura da dentina remanescente na tentativa de remover um instrumento partido dos canais mesiovestibulares dos primeiros molares superiores com a técnica de simulação virtual. BMC Oral Health. 2015;15:1-8.

72 Zhao D, Shen Y, Peng B, Haapasalo M. Preparação do canal radicular de molares mandibulares com 3 instrumentos rotativos de níquel-titânio: Um Estudo Tomográfico Micro-Computado. J Endod. 2014;40:1860-4.

73 Peters OA, Laib A, Gohring TN, Barbakow F. Alterações na geometria do canal radicular após a preparação avaliada por tomografia computorizada de alta resolução. J Endod. 2001 ;27:1-6.

74 Elnaghy AM, Elsaka SE. Avaliação do transporte do canal radicular, do rácio de centragem e da espessura de dentina remanescente associada aos instrumentos ProTaper Next com e sem trajetória de deslizamento. J Endod. 2014;40:2053-6

75 Le Bell AM, Lassila LV, Kangasniemi I, Vallittu PK. Colagem de um poste de compósito reforçado com fibra à dentina do canal radicular. J Dent.2005; 33:533-9.

76 Guzy GE, Nicholls JI. Comparação in vitro de dentes intactos tratados endodonticamente com e sem reforço endo-poste. J Prosthet Dent. 1979;42:39-44.

77 Nayyar A, Walton RE, Leonard LA. Uma técnica de núcleo e cavilha coronal-radicular de amálgama para dentes posteriores tratados endodonticamente. J Prosthet Dent. 1980;43:511-5.

78 Mattison GD, Delivanis PD, Thacker RW, Hassel KJ. Efeito do pós-preparo no selamento apical. J Prosthet Dent. 1984;51:785-9.

79 Fan B, Wu MK, Wesselink PR. Fugas coronais ao longo de obturações radiculares apicais após preparação imediata e retardada dos espaços posteriores. Endod Dent Traumatol. 1999;15:124-7.

80 Abramovitz I, Tagger M, Tamse A, Metzger Z. O efeito da preparação imediata vs. tardia do espaço pós-preparação no selamento apical de uma obturação do canal radicular: um estudo num sistema de pressão de sensibilidade aumentada. J Endod. 2000;26:435-9.

81 Goodacre CJ, Spolnik KJ. O tratamento protético de dentes tratados endodonticamente: uma revisão da literatura. Parte III. Considerações sobre a preparação do dente. J Prosthodont 1995;4:122-8.

82 Sorensen JA, Martinoff JT. Reforço intracoronal e cobertura coronal: um estudo de dentes tratados endodonticamente. J Prosthet Dent. 1984;51:780-4.

83 Dikbas I., Tanalp J. Uma visão geral dos estudos clínicos sobre sistemas de postes

de fibra. Sci. World J.2013:2013:1-7.

84 Assif D, Gorfil C. Considerações biomecânicas na restauração de dentes tratados endodonticamente. J Prosthet Dent. 1994;71:565-7.

85 Stockton L. Factores que afectam a retenção de sistemas de pilares: uma revisão da literatura. J Prosthet Dent.1999;4:380-85.

86 Gutmann JL. O complexo dentina-raiz: considerações anatómicas e biológicas na restauração de dentes tratados endodonticamente. J Prosthet Dent.1992;67:458-67.

87 Amoroso-Silva PA, Ordinola-Zapata R, Duarte MA, Gutmann JL, del Carpio-Perochena A, Bramante CM, de Moraes IG. Análise tomográfica microcomputada de segundos molares inferiores com canais radiculares em forma de "c". J endod. 2015;41:890-5.

88 Nagi SE, Khan FR. Comparação da curvatura pré-operatória com a curvatura pós-operatória em canais radiculares tratados com sistemas rotatórios k-3. J Ayub Med. 2017 ;29:190-3.

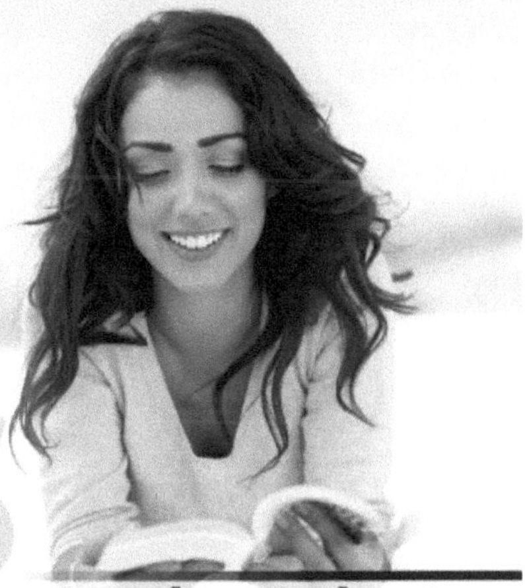

MIX
Papier aus verantwortungsvollen Quellen
Paper from responsible sources
FSC® C105338

Printed by Books on Demand GmbH, Norderstedt / Germany